W0186683

Stoffwechsel auf Touren bringen und natürlich abnehmen

Erfahre wie Du aus dem Hamsterrad Diätenwahn ausbrichst, Deine Figurziele erreichst und dauerhaft halten kannst

Jens Kaßner

Copyright © 2019 Jens Kaßner

Alle Rechte vorbehalten.

DANKE

Ich möchte mich herzlich bei Dir dafür bedanken, dass Du Dir dieses Buch geholt hast und vielleicht mit mir eine Reise zu Deinem neuen Ich beginnen willst. Einem Ich, welches abseits von Diätenwahn, ständigen Stress, und Selbstzweifeln.
Es wäre mir eine Ehre, wenn ich Dich dabei unterstützen kann morgen eine noch bessere Version von Dir selbst zu werden. Ich danke Dir für diese Chance.

EINLEITUNG

Herzlich willkommen im Buch „Stoffwechsel auf Touren bringen und natürlich abnehmen".
Zu Beginn möchte ich Dir dafür danken, dass Du Dir dieses Buch organisiert hast. Du gibst Dir hiermit die Erlaubnis eine neue Sichtweise auf Dein Figurprojekt zu bekommen und Deine Ziele nicht nur erfolgreich zu erreichen sondern vor allem auch langfristig zu halten.Die Strategie hinter diesem Buch ist eben nicht eine weitere Diät die Dir innerhalb kürzester Zeit ein Maximum an Gewichtsreduktion verspricht ohne, dass diese dann auch langfristig gehalten werden kann. Vielmehr soll es eine Inspiration für Dich sein, Dein Figurprojekt mal aus einer etwas anderen Sicht zu beleuchten, es soll Dir Kraft geben, klare Maßnahmen aufzeigen und das Ganze für Dich einfach machen.

Ich möchte vorab noch ganz ehrlich mit Dir sein. Ich bin kein Schreiber oder Texter, sondern Trainer und Coach aus Leidenschaft. Daher werde ich recht einfach schreiben und an manchen Stellen wirst Du vielleicht eher das Gefühl haben, dass wir ganz entspannt miteinander reden anstatt, dass Du in einem Sachbuch liest.

Ich hoffe, dass dies für Dich in Ordnung ist.
Um vorab noch mit der Überzeugung aufzuräumen, dass Du teure Trainingsgeräte oder eine

Mitgliedschaft im Fitnessstudio brauchst um fit zu werden zeige ich Dir im BONUSVIDEO meine TOP Fettkiller-Übungen die Du nahezu überall machen kannst. https://top5fettkiller.gr8.com/

Nun noch ganz kurz zu mir und warum ich glaube, dass ich noch ein paar Tipps für Dich und Dein Figurprojekt parat habe.

Mein Name ist Jens Kaßner. Ich bin seit 2003 selbstständiger Personal Trainer, Coach und Berater. Ich durfte hunderte Klienten 1zu1 und auch online betreuen, habe Unternehmen mit bis zu 800 Mitarbeitern als Gesundheitsexperte beraten, Sportveranstaltungen mit bis zu 1.100 Teilnehmern geleitet und bin selbst sportlich aktiv unterwegs. Ein weiterer wichtiger Teil meines Lebens ist es Familienvater mit einer tollen Frau und zwei klasse Jungs zu sein (das beste Lebensprojekt überhaupt).

Mit diesem Buch möchte ich meine praktischen Erfahrungen aus all den Jahren als Trainer weitergeben und Dir diese Erfolgsstrategien zur Verfügung stellen.

Dabei stelle ich Dir hier keine Diät oder ein neues Trainingsprogramm sondern vielmehr eine Art zu leben vor.

Es geht schon um Deine Ernährung die den Stoffwechsel beschleunigt und die vielen kleinen Dinge die Deinen Erfolg beeinflussen werden. Es ist aber eben weit mehr als nur eine weitere Ansammlung von reinen Abnehmtipps. Damit das

Programm für Dich wirklich erfolgreich wird braucht es aber noch mehr. Eine ganz wichtige Sache muss ich von Dir fordern! Du musst Dir jetzt erlauben Erfolg haben zu dürfen!

Ja genau, ich will, dass Du Dir erlaubst Deine Figur- und Gesundheitsziele zu erreichen. Denn wahnsinnig viele suchen zwar nach Lösungen aber sind selbst ganz fest davon überzeugt, dass es sowieso nichts bringt und es nicht klappen wird. Genau diese Einstellung sorgt dann dafür, dass sie keinen Erfolg haben. Du bist anders, denn Du wirst Dir jetzt erlauben Erfolg haben zu dürfen.

Warum? Ganz einfach: WEIL DU ES WERT BIST!

Du hast es verdient Erfolg zu haben, Deine Fitness- und Figurziele zu erreichen. Du bist klasse und eine Bereicherung für uns alle, deshalb hast Du es verdient Erfolg zu haben.

Das Buch ist in zwei Hauptbereiche unterteilt.

Im ersten Bereich zeige ich Dir auf einfache und leicht umsetzbare Weise was Du brauchst um Deinen Stoffwechsel auf Touren zu bringen und im zweiten Teil geht es darum wie Du dafür sorgen kannst, dass die Erfolge größer ausfallen und vor allem auch langfristig bleiben.

Ich bitte Dich beide Teile nacheinander zu lesen, Dir möglichst Notizen zu machen sowie Aufgaben zu notieren die Du umsetzen wirst. Denn wir alle haben kein Problem mit dem fehlenden Wissen. Du weißt sicherlich auch enorm viel zum Thema gesunde Ernährung und abnehmen.

Häufig haben wir eher ein Problem die Dinge umzusetzen, die wir wissen.

Daher nutze dieses Buch nicht nur als Informationsquelle sondern ganz speziell als Vorlage für Deine Handlungen.

STOFFWECHSEL AUF TOUREN BRINGEN

Im ersten Bereich geht es darum, dass wir verstehen welche Maßnahmen dafür sorgen, dass unser Stoffwechsel möglichst lange auf hohen Touren läuft, dass unser Körper möglichst wenig Körperfett speichert und sich aus der Nahrung die Dinge herauspickt, die gesund für ihn sind.

Eine Tatsache die dabei häufig übersehen wird ist, wie unser Körper funktioniert bzw. welches Ziel dieser hat. Viele von uns versuchen möglichst gut auszusehen, ein bisschen weniger „Hüftgold" zu haben oder eine etwas straffere Figur zu bekommen. Für Deinen Körper ist das alles jedoch völlig nebensächlich. Er hat ein ganz anderes Ziel.

Er will überleben. Überleben ist sein Ziel und gerade durch die ganzen unsinnigen Diäten treiben viele Ihren Körper in den urzeitlichen „Überlebensmodus". Bei vielen Diäten werden dem Körper massiv Lebensmittel vorenthalten bzw. zu wenig Energie zur Verfügung gestellt. Das Ziel ist es, den Körper hierdurch dazu zu zwingen an die eigenen Fettreserven zu gehen. Soweit ganz logisch.

Jedoch haben wir ja gerade gelernt, dass der Körper ein Ziel hat: ÜBERLEBEN

Was wird unser Körper also nun tun, wenn er massiv zu wenig Energie bekommt um seinen Bedarf zu decken? Wird er großzügig mit seinen Energiereserven um sich werfen und das überflüssige Körperfett schnell abbauen? NEIN! Denn er will ja möglichst lange überleben. Unser Körper weiß nicht, dass es an jeder Ecke einen Supermarkt mit Lebensmitteln im Überfluss gibt. Unser Körper glaubt, dass die Mammutherde ausgestorben ist oder erst wieder im nächsten Jahr an der eigenen Höhle vorbeiwandert und somit keine Energie für lange Zeit verfügbar ist.

Was muss unser Körper also tun um bis dahin zu überleben? Genau! Energie sparen.Und wie macht er das am besten? Indem er möglichst viele Energieverbraucher ausstellt und möglichst viel Fett speichert.

Genau das passiert häufig bei Diäten.Der Körper reduziert Muskulatur, senkt die Körpertemperatur und minimiert den Stoffwechsel um die „Hungersnot“ (auch bekannt als Diätphase) zu überleben. Das trügerische daran ist, dass wir teilweise auf der Waage vermeintliche Erfolge sehen und die Pfunde purzeln. Diese Pfunde sind aber meist Wasser und auch Muskulatur. Also genau das was wir eigentlich nicht verlieren wollen.Der große Hammer kommt aber meist erst nach der Diät, denn sobald wir nun wieder beginnen normal zu essen nehmen wir plötzlich viel zu viel Energie auf, da ja unser Stoffwechsel immer noch stark verlangsamt ist um auf die nächste Mammutherde zu warten.

Da der Körper ja nun weiß, das Lebensmittel knapp werden können, verhält er sich in dieser Phase wie ein Schwamm. Er saugt alles an Energie auf was er kann und speichert diese in unseren Fettzellen. Es kommt zum gefürchteten JoJo-Effekt.

Die ganze Quälerei nur dafür, dass Du am Ende mehr wiegst als zuvor.

Dieser Vorgang wiederholt sich bei vielen Diätgeplagten teils mehrmals im Jahr. Statt immer weiter nach der nun endlich passenden Diät zu suchen müssen wir ein System erschaffen, welches uns langfristig zum Ziel führt und ein Leben lang dabei unterstützt die eigenen Ziele zu erreichen.

Daher starten wir jetzt mit meinen TOP 5 Strategien um Deinen Stoffwechsel auf Touren zu bringen.

DEINE FETTKILLER NR. 1

BAUE SIE AUF

Wusstest Du, dass Du bereits eingebaute bzw. „eingeplante“ Fettkiller mit an Bord hast? Ja, Du hast Deine Fettkiller bereits in Deinem Körper. Bei dem einen sind sie schon etwas ausgeprägter und bei dem anderen halten Sie seit Jahren Winterschlaf. Wovon reden wir hier?

Ich spreche von Deiner Muskulatur. Deine Muskulatur ist der Fettfresser Nummer ein. Wenn Du Muskulatur aufbaust verbraucht diese 24 Stunden am Tag mehr Energie. Und dieses mehr an Energie kann sich die Muskulatur anteilig auch aus Deinen Fettreserven holen.

Es ist also enorm wichtig, dass wir Muskulatur aufbauen und diese pflegen. Und bevor Du jetzt gleich Angst bekommst. Es geht hier nicht darum Muskelberge aufzubauen oder als Frau auszusehen wie der „weibliche HULK“. Ich rede von schlanker, athletischer Muskulatur, die Deinen Körper strafft, formt und leistungsfähig macht.

Um gerade als Frau viel Muskulatur aufzubauen ist enorm hartes Training über Jahre mit schweren Gewichten und ein Leben im Bodybuilder-Modus nötig. Auch die Einnahme von diversen Nahrungsergänzungsmitteln bis hin zu dubiosen Pillen und Pulvern ist häufig die Norm. Davon halte ich rein gar nichts und bin auch als Trainer nicht für diese Ziele buchbar. Ich will Dir helfen in die beste Form Deines Lebens zu kommen und das im Einklang mit Deiner Gesundheit und all den Dingen die noch wichtig in Deinem Leben sind. Wie kannst Du es schaffen? Um eine fettverbrennende Muskulatur aufzubauen solltest Du regelmäßig und dauerhaft mind. 2 besser noch 3 Krafttrainingseinheiten bzw. so genannte HIIT Einheiten pro Woche absolvieren. Ich erkläre dir noch kurz die beiden Trainingsmöglichkeiten. Im Krafttraining empfehle ich speziell zu Beginn immer ein Ganzkörper-Programm zu absolvieren. Die Wiederholungszahlen sollten pro Übung zwischen 8-12 liegen. Von jeder Übung empfehle ich 3 Durchgänge zu machen.

Wichtig ist gerade auch beim Training im Fitnessstudio, dass es durchaus fordernd sein muss. Alle zwei Wiederholungen mit der Freundin erzählen oder alle paar Minuten an der Fitnesstheke stehen und Getränke schlürfen bringt Dich nicht vorwärts.

Sieh das Training wirklich als Training und verschiebe die sozialen Interaktionen auf die Zeit danach. HIIT-Programme erfreuen sich in den letzten Jahren immer größerer Beliebtheit. Auch ich nutze in meinen Coachings, im Personal Training und Kleingruppenprogrammen dieses Modell für eine maximale Fettverbrennung bei meinen Klienten.

Wie das ganze aussieht sieht Du auch auf meinem Youtube Kanal. Suche in Youtube einfach nach Jens Kaßner und schau Dir ein paar meiner kleinen

Workouts an.Um Dir das Programm möglichst leicht verständlich zu machen, hier ein typischer Trainingsaufbau:

Nach dem WarmUp (also der Erwärmung) gibt es 5 Übungen. Jede Übung wird mit optimaler Ausführung für 40 Sekunden möglichst schnell durchgeführt. Danach gibt es eine 20 sekündige Pause gefolgt von der nächsten Übung. Nachdem alle 5 Übungen einmal absolviert sind gibt es bei Bedarf eine kurze Trinkpause. Dieser Ablauf wird dann für 2 weitere Runden wiederholt. Mit Erwärmung und kurzer Ruhe-/ Entspannungsphase nach der letzten Runde dauert das Programme gerade einmal 30 Minuten.

Mit diesem Konzept schaffen wir es unseren Körper in sehr kurzer Zeit recht intensiv zu trainieren, schlanke Muskulatur und somit unsere Fettfresser aufzubauen.

OHNE REGENERATION LÄUFT NICHTS

Eine der wichtigsten Dinge die ganz viele vergessen ist die Regeneration.

Die Regeneration (also die Erholungsphase) ist genauso wichtig wie das eigentliche Training.

Gerade diejenigen die hochmotiviert starten sabotieren sich von Beginn an selbst, weil sie es mit dem Training und Ehrgeiz völlig übertreiben. Es bringt Dir nichts von jetzt auf gleich 5 oder 6 Mal die Woche richtig hart zu trainieren, wenn Du die letzten Jahre fast nur auf der Couch verbracht hast. Alles was Dir das bringt sind mit hoher Wahrscheinlichkeit Verletzungen, Muskelschmerzen und Demotivation.

Die Regeneration/ Erholungsphase ist deshalb so wichtig, weil hier die eigentliche Veränderung in Deinem Körper stattfindet. Das Training selbst setzt nur den Reiz dafür aber die Veränderung passiert in der Erholungsphase.

Natürlich bringt es auch nichts, wenn Du heute trainierst und Dich dann zwei Wochen ausruhst.

Es ist immer ein Zusammenspiel von Trainingsreiz und Regeneration. Anfänger sollten mit 2 Einheiten pro Woche starten und können diese im Laufe der Wochen/Monate langsam steigern. Eine detaillierte Abstimmung des Trainingsplans durch einen qualifizierten Trainer ist hier auf jeden Fall empfehlenswert. Auch eine Mischung aus Krafttraining/ HIIT und einigen Ausdauereinheiten kann durchaus sinnvoll sein.

MEHR ERFOLG DURCH AUSDAUERTRAINING

Noch immer empfehlen einige Trainer bzw. Fitnessstudios stundenlanges Ausdauertraining als die Top-Methode um Körperfett zu reduzieren.

Generell kann man auch sagen, dass ewig langes Ausdauertraining in Bezug auf den Fettabbau funktioniert.

Schau Dir nur mal die ganzen Triathleten an. Da gibt es kaum noch ein Gramm Fett an den Hüften.

Der größte Nachteil ist hier aber das Thema Zeit. Denn um mit Ausdauertraining viel Körperfett zu verbrennen musst Du eben auch extrem viel Zeit investieren.

Muskulatur bauen wir hier auch nicht viel auf, da das Training im Ausdauerbereich hierfür nicht intensiv genug ist. Wir haben also nicht die wie bereits dargestellten Fettkiller Muskeln, welche 24 Stunden am Tag Energie verbrauchen.

Für viele ist es einfach nicht praktikabel um mit Ausdauertraining Körperfett zu reduzieren.

Jedoch möchte ich Dir auch empfehlen etwas Ausdauertraining in Dein Programm aufzunehmen (vielleicht auch erst nach der Startphase von 1-2 Monaten) um Deinen Körper ganzheitlich zu trainieren, Abwechslung zu haben und im Optimalfall in der Natur zu sein. Um möglichst viel Körperfett während dieser Einheit/en zu verbrennen sollte die Belastung locker sein und über mind. 30 Minuten gehalten werden können.

Sportarten die sich hierfür anbieten sind (u.a.):

- Radfahren
- Inline Skaten
- Skifahren (Langlauf)
- Joggen
- Nordic Walking
- zügiges Wandern
- Schwimmen
- Triathlon
- Eisschnelllauf
- StandUp Paddling.

MIT ALLTAGBSBEWEGUNGEN LEICHTER ZUM ZIEL

Neben den eigentlichen Trainingseinheiten gibt es noch eine extrem gute Methode um mehr Energie zu verbrennen und Deinen Stoffwechsel auf Touren zu bringen.

Alltagsbewegungen können meist sehr leicht integriert werden und bedürfen in der Regel kein Extra an Zeit. Vor allem für Eltern, alle mit einem hohen Arbeitspensum oder mit vielen Verpflichtungen eine sehr gute Option. Aber wie setzen wir das nun um? Ganz einfach. Ich möchte, dass Du zum „Bewegungsjäger" wirst. Schau Dich in Deinem Alltag um und finde Möglichkeiten Dich mehr zu bewegen bzw. Deinen Körper zu fordern.

Sitzt Du zum Beispiel bei Dir im Büro häufig am Telefon für ewig lange Besprechungen? Dann stell Dich ab jetzt hin und telefoniere im Gehen. Meide auch jegliche Form von Rolltreppen oder Fahrstühlen. Die paar Meter zum Kindergarten oder Bäcker kannst Du auch mit dem Fahrrad fahren oder laufen. Statt den ganzen Sonntagvormittag mit dem Kochen des Sonntagsbratens zu verbringen und am Nachmittag vollgestopft auf der Couch zu hängen, schnapp Dir Obst, Gemüse, Essen auf die Hand, Deine Familie und geht am Sonntag wandern.

Auch ganz kleine Dinge wie:
- Zähneputzen auf einem Bein
- Treppen hochhüpfen statt zu schleichen
- Ein kleines Wettrennen mit dem Kind
- Ballspiele mit der Familie
- Ein paar Liegestütz am Morgen
- Ein Abendspaziergang mit dem Partner

Können Dir helfen Punkte für Dein Bewegungskonto zu sammeln.

Wichtig hierbei ist, dass es nicht um Perfektion geht sondern darum stetig besser zu werden. Welche 3 Alltagsbewegungen willst Du ab sofort umsetzen:

1. ____________________________________
2. ____________________________________
3. ____________________________________

SPAß MIT KINDERN

Immer wieder höre ich die (schreckliche) Aussage:
„Ich habe keine Zeit für meinen Sport, ich habe Kinder".
Bitte was? Weil Du Kinder hast ist es Dir nicht möglich Dich um Deine Gesundheit und Fitness zu kümmern?

Ich versuche dieses Kapitel möglichst ohne zu viele emotionale Entgleisungen zu schreiben, da mich die oben genannte Aussage wirklich aufregt. Unsere Kinder kommen von Natur aus mit einem enormen Bewegungsdrang auf die Welt, sie wollen entdecken, Wissen aufnehmen sich selbst ausprobieren und den ganzen Tag von früh bis abends Bewegung…Bewegung…Bewegung. Das ist ein völlig natürliches Verhalten. Wir als Eltern und auch als Gesellschaft sind hier aber häufig Bewegungsbremser.

Mit Aussagen wie:
„Sei leise"
„Ruh Dich aus"
„Überfordere Dich nicht"
„Zappel nicht rum"
„Sei nicht so laut"
…
Versuchen wir die kleinen Zappelmänner und Zappelfrauen unserem langsamen/ alten Tempo

anzupassen.

Und leider funktioniert das recht häufig. Allein das stundenlange Sitzen in der Schule unter Aufnahme des Wissens sorgt dafür, dass Kinder zunehmend bewegungsarm aufwachsen.

Natürlich spielt auch die Familie eine extrem große Rolle hierbei. Das Kind an sich ist aber nicht das Problem!!!

Wir schieben nur recht häufig das Kind vor um nicht sagen zu müssen, dass wir selbst zu faul sind oder keinen Weg finden uns gemeinsam mit unseren Kindern aktiv zu beschäftigen. Dabei sind Kinder die perfekten Trainingspartner.

Sie haben ja noch diesen massiven Bewegungsdrang, fordern uns bis zum Umfallen und geben von früh bis abends Vollgas. Alles was wir machen müssen ist es uns einfach ein Stück von Ihnen abzuschauen und es mitzumachen. Schon haben wir mehr Zeit mit unseren Kindern, tun viel für unser Figurziel, sind Vorbild und haben einfach mehr Spaß im Leben.

Gleichzeitig besteht so die klitzekleine Chance, dass wir das Kind somit ausreichend fordern, damit es am Abend (oder zum Mittagsschlaf) schnell zur Ruhe kommt und einschläft. Oder auch nicht … siehe wahre Geschichte

Die Geschichte mit der Mühle

Mit meinem ersten Sohn war ich jedes zweite Wochenende allein zuhause und wie auch jetzt mit beiden Söhnen stand häufig Bewegung auf dem Tagesplan. So auch an einem schönen Samstagmorgen als ich spontan entschloss, mit meinem damals 3 jährigen Sohn zur 9km entfernten Mühle zu wandern.

Erstaunlicher Weise hat mein Sohn (3 Jahre alt) fast die komplette Strecke des Hinweges mit einem Lächeln im Gesicht absolviert. Natürlich half es auch ungemein, dass wir auf dem Weg ein paar Rehe direkt neben uns sowie Pferde und Kühe sehen konnten.

Auf dem Rückweg habe ich Ihn dann immer mal getragen, bis er schließlich ca. 6 km vor dem Ziel nicht mehr konnte. Also schnappte ich Ihn mir und setze ihn auf meine Schultern. Innerhalb weniger Minuten schlief er ein und hing ab da an wie ein nasser Sack auf meinem Kopf.

Diese Position war nicht nur unangenehm sondern wurde allmählich auch schmerzhaft. Allerdings dachte ich einfach an die schöne Pause nach der Wanderung, da ich plante gemütlich auf der Couch zu sitzen während mein Sohn dann daheim weiterschlafen sollte. Die letzten hundert Meter waren dann wirklich fordernd und mir reichte das Bewegungsmaß an diesem Tag völlig. Vor der Haustür stehend zog ich meinen Schlüssel aus der Hosentasche und plötzlich streckte sich mein Sohn mit den Worten:

„Papa, ich bin wach, was machen wir jetzt".Trotz dessen, dass ich echt platt war und eigentlich keinen Bock mehr hatte mich an diesem Tag nochmal zu bewegen schoss mir ein Lächeln ins Gesicht und ich dachte mir, was für ein kleiner POWERZWERG. Natürlich saß ich an diesem Nachmittag nicht mehr auf der Couch sondern fand mich beim Spielen im Wald mit meinem Sohn wieder.

Neben den alltäglichen Aktivitäten zu denen uns unsere Kinder von Natur aus auffordern sollten wir auch als Eltern versuchen die Aktivität intensiv zu fordern. Denn nicht nur für die Gesundheit unserer Kinder ist Bewegung eine wichtige Voraussetzung, sondern auch für die Leistungen in der Schule. Kinder brauchen auch für eine optimale geistige Aufnahmefähigkeit Bewegung. Alleine das Mehr an Sauerstoff, was in Bewegung aufgenommen wird hilft die Lernleistung zu verbessern.

Daher sollten wir auch bei den Schulaufgaben oder beim Lernen am Wochenende immer wieder Bewegung einbauen.

Kinder sind also nicht die Ausrede sondern der Grund warum wir uns mehr bewegen und auch trainieren sollten.

Mache es Ihnen vor und zeige, dass Du für Deine Ziele kämpfst!

MEHR TRINKEN

Trotz dessen, dass Du mit hoher Wahrscheinlichkeit weißt, dass ausreichend trinken enorm wichtig ist, verhält es sich trotzdem so, dass es viele nicht schaffen auf 2-3 Liter Flüssigkeitszufuhr pro Tag zu kommen.

Doch gerade dies ist eine der wichtigsten Maßnahmen um Deinen Stoffwechsel auf Touren zu bringen. Nicht nur, dass Du so ein besseres Sättigungsgefühl hast. Nein auch für Stoffwechselprozesse, den Aufbau von Muskulatur und die Gesundheit im Allgemeinen ist ausreichend Flüssigkeit enorm wichtig.

Solltest Du Dich häufiger schlapp und müde fühlen kann (neben vielen anderen Ursachen) auch ein Flüssigkeitsmangel Ursache dafür sein.

Daher solltest Du das Trinken als feste Größe einplanen und NEIN ich meine nicht, dass Trinken alkoholischer Getränke mit Freunden!

Schaffe Dir Wasservorräte an den Stellen wo Du häufiger viel Zeit verbringst (Arbeit, Auto, am Bett, …) um nie in die Lage zu kommen nichts zu Trinken dabei zu haben. Eine weitere wichtige Maßnahme ist es, dass Du das Trinken zu einem Ritual machst. Dir nur vorzunehmen mehr zu trinken wird in den meisten Fällen bereits nach wenigen Tagen, manchmal sogar Stunden bereits wieder verworfen und der Alltag kehrt ein. Beginne damit, dass Du jeden Morgen (wirklich jeden) direkt nach dem Aufstehen 300-500ml Wasser trinkst. Alleine diese kleine Änderung (wenn Du es bisher noch nicht gemacht und häufig zu wenig getrunken hast) kann Dir nicht nur einen Leistungsschub geben, sondern auch dabei helfen Deine Figruziele schneller zu erreichen.

GENUG EIWEIß AUFNEHMEN

Eiweiß braucht unser Körper.
Jedoch ist auch hier das richtige Maß wichtig. Ein zu viel an Eiweiß kann wiederrum die Nieren schädigen und auch andere gesundheitsschädliche Auswirkungen mit sich bringen. Daher bin ich auch kein Freund vom maßlosen Konsum diverser Eiweiß-Pulver und Nahrungsergänzungen. An erster Stelle sollten immer natürliche Quellen stehen.

.

Daher hier eine Auflistung von natürlichen Eiweiß-Lieferanten:

Tierische Eiweißquellen

- Eier (Freilandhaltung/ Bio-Eier)
- Geflügelfleisch (möglichst Bio Variante)
- Quark
- Käse (Harzerkäse)
- Schinken (Serranoschinken)
- Körniger Frischkäse/ Hüttenkäse
- Fisch
- Mageres Rindfleisch

Pflanzliche Eiweißquellen

- Amaranth
- Lupinenbohnen
- Sojabohnen
- Kichererbsen
- Kidneybohnen
- Linsen
- Erbsen
- Mandeln
- Leinsamen

Eine optimale biologische Wertigkeit (wie gut Dein Körper das Eiweiß verarbeiten kann) erhält man durch die Kombination von tierischen und pflanzlichen Eiweißquellen. Die Kombination mit der höchsten Biologischen Wertigkeit ist:
Kartoffel (65%) + Ei (35%)
Die Biologische Wertigkeit der Eiweißkombination beträgt in diesem Fall ungefähr 136.
Was lernen wir daraus?
Wenn Du tierische Lebensmittel isst (also kein Vegetarier oder Veganer bist), dann solltest Du für eine optimale Eiweißaufnahme tierische und pflanzliche Eiweißquellen kombinieren.

Noch ein Hinweis zur Eiweißmenge pro Tag:

Welche Menge die richtige ist kann ich Dir nicht genau beantworten, da dies von Person zu Person unterschiedlich ist. Eine Spanne von 0,8g bis maximal 2g pro Kilogramm Körpergewicht scheint eine gesundheitlich gute Spanne zu sein.
Je intensiver Du Dich körperlich belastest und trainierst umso höher ist auch Dein Eiweißbedarf..

DEINE BONUSVideos

Zugang zu meinen Top 5 Fettkiller-Übungen sowie 2 einfach und schnell umsetzbaren Fettkiller Workouts Bonusteile findest Du hier: **https://top5fettkiller.gr8.com/**

.

Trage den Link in deinen Browser ein und trage Dich jetzt ein um das Video zu erhalten.

Wie schaffen wir es abzunehmen und das auf natürliche Weise ohne Diätenwahn und JoJo-Effekt. Dieser Frage wollen wir jetzt nachgehen.

Bist Du dabei?

NATÜRLICH ABNEHMEN

Im ersten Teil ging es ja Hauptsächlich um die einzelnen Maßnahmen die Du tun kannst um Deinen Stoffwechsel auf Touren zu bringen.

Im zweiten Teil möchte ich aber auch noch eine Sache beleuchten, welche von den meisten nicht berücksichtigt wird. Und diese Missachtung ist auch meist der Grund warum viele Ihre Ziele nicht erreichen bzw. die erreichten Ziele nicht lange halten.

Es geht um Deine innere Einstellung, Deine Motivation und Deine Fähigkeit dauerhaft für Deinen Erfolg zu kämpfen.

Genau dieses Thema ist es worauf ich mich spezialisiert habe. Ich glaube, dass die Motivation der eigentliche Schlüssel zum Erfolg ist. Wenn Du in der Lage bist jeden Tag etwas mehr für Deine Ziele zu geben, nicht aufzuhören nur weil es schwer wird, nicht aufzugeben nur weil Du Rückschläge hattest.

Dann wirst Du Erfolg haben und Dich Schritt für Schritt hin zu Deinem Ziel bewegen.

Ich möchte dir jetzt ein paar Gedanken bzw. Ideen mitgeben die Dir helfen sollen Deine Ziele klarer zu sehen, den Stress aus dem Thema abnehmen zu nehmen und Deine Ziele mit einem Lächeln im Gesicht zu verfolgen.

NIMM DIR ZEIT

Weißt Du welches Wort im Zusammenhang mit „Abnehmen und Gewicht reduzieren“ am häufigsten auftaucht bzw. im Internet gesucht wird? Es ist das Wort schnell. Ein Großteil will seine Veränderung möglichst sofort bzw. in sehr kurzer Zeit. Und weißt Du wozu das führt? Zum Diätenwahn, welchen ich ja versuche mit diesem Buch zu bekämpfen.

Denn dieses schnell steht nun mal im Widerspruch zu dem was ich tue. Ich helfe Menschen wie Dir dabei Ihre Ziele mit Begeisterung zu erreichen und dauerhaft zu halten. Und diese superschnellen Diäten sind eben nicht dafür da, einen gesunden, leistungsfähigen Körper zu formen sondern nur schnell mal ein paar Kilo zu vernichten. Damit Dein Figurprojekt zum Meisterwerk wird ist es also sehr wichtig, dass Du Dir Zeit dafür gibst. Hör auch auf irgendwelche blödsinnigen Abnehmshows im Fernsehen zu schauen. Das hat nichts mit Deiner Realität zu tun. Die Probanden in den Shows sind 24 Stunden am Tag in „Abnehmisolation“.

Sie sind raus aus dem normalen Leben, haben Rund um Betreuung und nichts anderes zum Thema als die schnelle Gewichtsreduktion. Sie bekommen alle Lebensmittel, haben Ihre Ärzte, Trainer und

Betreuer um sich und müssen so heftige Ergebnisse liefern, da sonst die Show innerhalb weniger Wochen wieder abgesetzt werden würde. Glaubst Du, die Shows würde jemand schauen, wenn es Woche für Woche heißt: „Und Julia hat es geschafft trotzt, Job, Kind, Mann und Haushalt diese Woche sage und schreibe 350gr. abzunehmen".

Sicher nicht. Klingt ja auch lächerlich: 350gr. Oder?

Ein Witz, das ist ja garnichts.

Gehen Dir gerade solche Gedanken durch den Kopf?

Dann lass uns das mal aus einer anderen Perspektive anschauen. Sagen wir Du schaffst diese 350gr. Pro Woche (wenn Übergewicht überhaupt dein Problem ist), dass aber total entspannt, weil Du Dich gesund und ausgewogen ernährst, ausreichend Wasser trinkst und dich viel bewegst.

Diesen Lebensstil zieht Du ein Jahr durch, weil es einfach ist und Du keinen großen Verzicht üben musst.

Ein Jahr hat 52 Wochen. Multiplizieren wir diese 52 Wochen mit der „lächerlichen" Gewichtsabnahme von nur 350gr. Pro Wochen kommen wir auf eine stolze Gewichtsreduktion von: 18,2 kg! Der große Vorteil bei diesem Ansatz ist es, dass Du keine Diät machst, sondern ein Lifestyle Konzept umsetzt. Es geht nicht um das Gewicht sondern darum so zu leben wie Du es willst und wie es Dir gut tut.

Das Gewicht wird nebensächlich und Du konzentrierst Dich auf die wichtigen Dinge im Leben. Das Gewicht folgt dann von ganz alleine.

Gib Dir also Zeit für Dein Projekt!

DIE GESCHICHTE MIT DEM COVERMODEL

„Ich würde gerne so aussehen, wie die Dame auf dem Cover…" Ja auch das bekomme ich als Personal Trainer zu hören, wenn ich neue Klientinnen nach Ihrem Ziel frage. Sie wollen dann teilweise so aussehen wie die Dame auf dem Cover eines dieser Beauty oder Style Magazine.

Frage ich dann nach Alter, beruflicher Tätigkeit, familiären Verhältnissen und analysiere den aktuellen, Gesundheits- und Leistungszustand gibt es für manche ein böses Erwachen. Denn Sie vergleichen sich bzw. Ihr Ziel mit einem „Objekt der etwas anderen Art". Was meine ich denn jetzt damit schon wieder? Lass es mich Dir erklären.

Manche sehen Bilder von tollen Frauen, mit straffen Körper und tollen Formen. Das nehmen Sie dann als neues „Weltbild" und glauben, dass Sie demnächst auch so aussehen werden.

Generell finde ich es ja gut klare Ziele zu haben aber dieser Ansatz führt häufig zu unerreichten Zielen und Demotivation. Warum? Naja, weil es recht häufig ist, dass die abgebildeten Damen (und Herren) hauptberufliche Models oder zumindest Personen sind die ständig in der Öffentlichkeit stehen und damit Ihr Geld verdienen.

Ihr Körper und Ihr Aussehen sind also Ihr Kapital und Ihr Arbeits- und Freizeitleben dreht sich darum dieses Kapital (den Körper) möglichst optimal zu vermarkten.

Somit ist es auch nicht weiter verwunderlich, dass sich ein Großteil des Tages nun genau darum dreht…den Körper möglichst „auftragstauglich“ zu halten.

Nun meine Frage an Dich: Willst Du Dich den ganzen Tag damit beschäftigen Deinen Körper für das Coverbild zu optimieren? Willst Du Deinen Arbeitsalltag dahingehend ändern, dass Du Dich nur noch um Deine Hülle kümmerst?
Wenn Du nicht gerade Vollzeit-Model bist ist es Blödsinn sich mit den Models zu vergleichen. Das bringt Dich nicht vorwärts sondern eher hin zur Depression. Vergiss bitte auch nicht, dass die Models auf den meisten Covern auch noch eine ganz bestimmte Diät gemacht haben. Diese Diät nennt sich Fotoretusche. Suche Dir also möglichst Ziele, welche auch mit dem Einsatz realisierbar sind, den Du bereit bist zu geben. Wenn Du Boxprofi werden aber die Schläge im eigenen Gesicht nicht einstecken willst und auch nicht bereit bist ständig bis zur völligen Erschöpfung zu trainieren haben wir hier einen kleinen Wiederspruch in sich. Es muss also nicht nur Dein Ziel zu Dir passen. Der notwendige Weg der gegangen werden muss ist auch ein wichtiger Faktor der berücksichtigt werden muss.

Was ist Dein Ziel?

WARUM SELBSTLIEBE SO WICHTIG IST

Kannst Du Dich selbst wirklich gut leiden? Findest Du, dass Du eine klasse Frau (oder ein klasse Mann bist). Nein? Dann sollten wir das schleunigst ändern. Ich wünsche mir von Dir, dass Du in den nächsten Tagen an diesen Punkt kommst Dich selbst wirklich und vom tiefsten Herzen zu mögen.Denn das ist die Basis um ein wirklich glückliches Leben zu leben und das will ich für Dich.

Und ich glaube, dass diese Selbstliebe auch einen großen Einfluss auf unseren Figurerfolg hat.Denn wenn wir immer im inneren Kampf mit uns selbst stehen, uns eigentlich nicht mögen, dann wird sich das aus meiner Erfahrung auch immer negativ auf unseren Körper auswirken.

Um hier ein paar Schritte vorwärtszukommen nimm Dir bitte ein Blatt Papier. Schreibe die Überschrift: Ich kann mich gut leiden weil.

Und nun nimmst Du Dir Zeit um mindestens 8 Gründe aufzuschreiben warum Du Dich selbst gut leiden kannst. Bitte überspringe diese Übung nicht und mache sie bevor Du weiter liest. Hast Du die 8 Gründe aufgeschrieben? Ich hoffe ja. Diese Liste hängst Du Dir nun an einen Ort in Deiner Wohnung wo Du möglichst oft vorbeikommst oder davorstehst. Ab sofort solltest Du mindestens 3 Mal am Tag stehen bleiben und Dir selbst alle 8 Argumente für Dich laut vorlesen.

Allein diese kleine Übung hat viel Kraft um Dein Selbstwertgefühl und die Selbstliebe zu steigern. Probiere es aus und berichte mir auch gerne in meiner kostenlosen Facebookgruppe: Abnehmen ohne Diätenwahn was die Übung mit Dir gemacht hat. Wenn wir uns nicht selbst mögen, dann wird das mit hoher Wahrscheinlichkeit sehr viel Stress produzieren und uns ein Leben bringen, welches sich unglücklich, nervig und einfach nicht schön anfühlt.

Selbstliebe ist somit ein wichtiger Bestandteil für ein erfülltes und glückliches Leben voller Energie und Freude.

DER FEIND IN DEINEM BAD

Hast Du gewusst, dass die meisten Abnehmwilligen einen der größten Feinde für den Figurerfolg direkt in Ihrem Haus haben? Nein es ist nicht der Pizzalieferant. Es ist die Waage in Deinem Bad. Die Waage im Bad kann dafür sorgen, dass Du Dein Figurprojekt beendest obwohl Du vielleicht gerade auf Erfolgskurse bist.Wie das geht?

Ganz einfach, die Waage lügt Dir rotzfrech ins Gesicht.

Denn obwohl Du vielleicht die ganze letzte Woche perfekt gegessen, 4x trainiert und super geschlafen hast kann es sein, dass Dir die Waage ein Plus anzeigt. Hast Du Dich jetzt nur auf die Entwicklung Deines Körpergewichts konzentriert zeigt die Waage ganz klar, dass Du das Falsche gemacht hast.

Aber war es wirklich falsch gesund zu essen, richtig zu trainieren und gut zu schlafen?

Ich hoffe, Du kennst die Antwort. Natürlich hast Du in diesem Fall alles richtig gemacht für Deinen gesunden Lebensstil und Deinen langfristigen Erfolg. Die Waage ist aber nun mal nicht in der Lage Dir die eigentlich wichtigen Erfolgsfaktoren zu analysieren.

Deshalb solltest Du die Waage in keinem Fall als DAS ULTIMATIVE MESSINSTRUMENT für Deinen Erfolg nehmen.

Viel wichtiger ist es, wie Du Dich fühlst, wie oft Du gesund gegessen, trainiert hast, wie gut Du erholt bist und wie glücklich Du Dich fühlst. Natürlich kannst Du auch einmal pro Woche auf die Waage steigen und Dein Gewicht dokumentieren. Das finde ich auch gut. Aber mach Dich und Deine Gefühle bitte nicht abhängig von einer blöden Waage.

DURCHHALTEN STATT JOJO-EFFEKT

DER SCHLÜSSEL ZUM DAUERHAFTEN ERFOLG

Im ersten Teil dieses Buches habe ich Dir genau gezeigt, was Du tun kannst um Deinen Stoffwechsel zu beschleunigen und Dein Körperfett zu reduzieren. Im zweiten Teil habe ich Dir den Weg aufgezeigt, wie das mit Begeisterung und auf natürliche Weise funktioniert. Und wie schon erwähnt liegt genau hier der Schlüssel für Deinen Erfolg. Du brauchst die Fähigkeit dauerhaft an Deinen Zielen zu arbeiten ohne Ausreden zu finden oder durch Hürden im Alltag vom Weg abzukommen.

Genau hierfür habe ich über die letzten Jahre ein System entwickelt, welches ich bisher nur in meinen 1zu1 Betreuungen angeboten habe.

Da ich aber sehe wie effektiv es funktioniert möchte ich es nicht nur meinen Klienten im 1zu1 Coaching zugänglich machen, sondern allen die bisher von Diät zu Diät und Jojo-Effekt zu JoJo-Effekt gesprungen sind. Das System bringt Dich in die Lage, Deine Ziele glasklar zu erkennen, einen konkreten Plan zu entwickeln und vor allem auch dauerhaft dranzubleiben.

.

Es ist meine Fitness Motivation Blueprint – die Blaupause für Deinen Figurerfolg. Das Programm ist ein 6 Wochen Online Videokurs der all das beinhaltet, was wir brauchen um eine unaufhaltbare Motivation zu bekommen. Es hilft Dir aus dem Diätenwahn auszubrechen und ein Lifestyle Konzept zu entwickeln. Alle Informationen zum Programm findest Du hier: **https://powerrevolution.de/fitnessmotivationblueprint.**

ZUSAMMENFASSUNG

Ich hoffe, Du hattest beim Lesen des Buches ein paar kleine, (oder vielleicht auch große) AHA-Momente.

Um dieses Buch für Dich auch zum Erfolg zu machen möchte ich hier die wichtigsten Dinge nochmal kurz zusammenfassen. DU BIST ES WERT ERFOLG ZU HABEN! Eine punktuelle Diät kann auch immer nur punktuelle und meist nur kurzfristig spürbare Erfolge bringen.

Suche daher nicht die schnelle/ einfache Sofortlösung sondern einen Lebensweg der zu Deinen Zielen und Wünschen passt. Informationen sind gut wenn Du diese aber nicht in Handlungen umsetzt bringen sie Dir nichts.Deinem Körper ist es egal wie Du aussiehst. Er will überleben und wenn Du ihn von Hungersnot zur Hungersnot (Diät) treibst bedankt er sich häufig mit einem kaputten Stoffwechsel, Krankheit und Deine Ziele werden noch schwerer erreichbar.

Du solltest Deine Fettkiller Nr. 1 (Deine Muskeln) aufbauen und pflegen, damit sie stetig mehr Körperfett verbrennen können.

Regeneration ist ein häufig missachteter Bestandteil des Anpassungseffekts. Sorge dafür, dass Du neben dem optimalen Training auch ausreichend Erholung bekommst.

Ausdauertraining kann Dir helfen, Deine

Fettpolster zu verbrennen. Wichtig hierbei ist jedoch, dass Du dafür viel Zeit investieren musst um gute Ergebnisse zu erzielen.Mit Alltagsbewegung kannst Du ohne großen Zeiteinsatz Dein Figurprojekt unterstützen. Werde zum Bewegungsjäger und nutze den Tag für mehr Bewegung. Kinder sollten der Grund sein warum wir uns mehr bewegen, ein Vorbild für Gesundheit sind und unser Bewegungsprogramm absolvieren auch, wenn wir mal keine Lust haben.

Nutze Dein Kind als Grund warum Du Dein Figurprojekt zum Erfolg bringen wirst anstatt es als Ausrede zu nehmen. Wasser und Eiweiß sind enorm wichtig für unsere Gesundheit und einen schlanken athletischen Körper. Achte deshalb darauf jeden Tag von beiden genug aufzunehmen (Natürlich sind noch wesentlich mehr Dinge wichtig um gesund zu bleiben!!!). Damit Du Deine Ziele mit Begeisterung erreichst und es nicht zum Dauerstress wird, solltest Du Dir von Beginn an viel Zeit dafür geben. Eine häufige Blockade ist es, wenn wir selbst nicht wirklich hinter uns stehen. Daher lerne Dich selbst zu lieben und das auch, wenn Du noch nicht an Deinem Ziel bist. So hast Du viel mehr Kraft und saugst Dir diese nicht jeden Tag selber aus.

Die Waage ist in vielen Fällen ein kleiner Lügner und sorgt dafür, dass wir demotiviert werden obwohl wir uns auf Erfolgskurs befinden. Meide sie deshalb bzw. setze sie sehr sparsam ein.Der wahre Schlüssel zum Erfolg liegt in Dir und Deiner Fähigkeit die Dinge umzusetzen, welche Dich näher zum Ziel führen. Es sind nicht die Fettweggürtel, Wunderpillen oder tollen Trainingsgeräte… Du ganz allein bist der wichtigste Erfolgsfaktor auf Deinem Weg.

BIST DU EINE NASCHKATZE?

Bonus Kapitel

Top 5 Naschkatzensnacks

Ja es soll sie geben, die Naschkatzen, welche gerne essen und auch kleine Leckereien nicht verachten. Bist Du auch eine von Ihnen und willst auch im Figurprojekt ohne Reue ab und zu eine kleine Leckerei genießen?

Das darfst Du natürlich. Ich halte nicht viel davon sich dauerhaft zu quälen und auf alles zu verzichten nur um mal eben schnell für das Klassentreffen oder die nächste Firmenfeier gut auszusehen.

Vielmehr sollte es darum gehen einen gesunden Lebensstil zu entwickeln, welcher uns dabei hilft die eigenen Figurziele zu erreichen. Und das ohne ständige Diäten und den JoJo-Effekt.

Gerade beim Naschen gibt es aber für viele Naschkatzen das Problem, dass die ganzen leckeren Sachen häufig wahre Kalorien- und Zuckerbomben sind. Verzehrt am Abend sorgen sie dann auch regelmäßig dafür, dass wir Monat für Monat und Jahr für Jahr ein paar neue „Kuschelzonen“ dazugewinnen.

Um Dir dabei zu helfen diese Kuschelzonen gar nicht erst zu bekommen, möchte ich Dir in diesem Kapitel meine Top5 Naschkatzensnacks vorstellen. Diese sind sowohl lecker als auch nicht zu „gefährlich“ für unser Figurprojekt.

Noch ein wichtiger Hinweis:

Nicht jedes der Rezepte muss Deine neue Lieblingsspeise werden. Vielmehr geht es darum Dir Alternativen aufzuzeigen und Dich zu inspirieren. Gerne kannst Du auch eigene Ideen erschaffen und die Rezepte abwandeln (natürlich nicht mit Unmengen an Schokolade oben drauf).

Easy Pancakes

Vorbereitung: 10 Minuten
Koch-/ Backzeit: 10 Minuten
Portionen: 4-6

Zutaten

3 reife Bananen
2 Eier
3 TL Mandelbutter
½ TL Vanilleextrakt und/ oder Zimt

Zubereitung

1. Püriere die geschälten Bananen in einer Schüssel oder mit einem Stabmixer.
2. Gib die Eier, Mandelbutter und Gewürze dazu und mixe alles durch, bis es cremig ist.
3. Heize die Pfanne vor und sprühe sie mit etwas Kokosöl ein.
4. Gieße nun etwa handtellergroße Teighäufchen in die Pfanne.
5. Sobald der Teig kleine Blasen schlägt, wende den Pancake.
Beide Seiten sollten goldbraun sein (optional mehrfach wenden).

Grüner Smoothie

Vorbereitung: 5 Minuten
Koch-/ Backzeit: 0 Minuten

Zutaten

½ Banane
150gr Babyspinat
1 grüner Apfel
½ Salatgurke
300-500ml Wasser oder Mandelmilch

Zubereitung

1. Die Banane schälen und eine halbe Banane in einen Standmixer geben.
2. Den Apfel waschen, vierteln, entkernen und in kleine Stücke schneiden.
3. Salatgurke waschen, in Stücke schneiden und mit in den Mixer geben.
4. Die restlichen Zutaten hinzufügen.
5. Alles gut durchmixen bis ein cremiger Smoothie entsteht.
6. Optional Wasser/ Mandelmilch nachgießen, wenn der Smoothie zu dick ist.
7. Um den Eiweißanteil zu erhöhen kannst Du noch etwas Magerquark hinzugeben.

Fruchtiges Korn

Zutaten

1 Becher körniger Frischkäse (pur)
150g Beerenobst oder Obst nach Wahl
Zimt optional

Zubereitung

1. Körnigen Frischkäse und Beerenobst in eine Schüssel geben.

2. Alles miteinander vermengen und mit Zimt verfeinern

3. Optional tiefgefrorenes Beerenobst nehmen, dieses in einer Schüssel kurz in der Mikrowelle auftauen und leicht warm mit dem körnigen Frischkäse vermengen

[Mein persönlicher Favoriten].

Chia Pudding mit Frucht

Zutaten

1 EL Chiasamen
50ml Mandelmilch
100ml Naturjoghurt
50gr Obst nach Belieben

Zubereitung

1. Chia-Samen mit der Mandelmilch vermischen und ca. 1 Stunde quellen lassen (optional mehrfach umrühren).

2. Den Joghurt mit den Chia-Samen vermischen und mit Obst garnieren.

Luftige Eiweiß Kekse

Zutaten

2 Tassen Mandelmehl aus blanchierten Mandeln
2 Tassen Leinsamenmehl
1 TL Weinstein-Backpulver
2 Teelöffel Honig
½ Tasse Kokosnussöl
½ TL Vanilleextrakt
8 Eier (nur das Eiweiß)

Zubereitung

1. Streiche ein Backblech mit etwas Öl ein (oder nimm Backpapier)
2. Heize den Ofen auf 175° C vor.
3. Mische in einer Schüssel das Mandel- und Leinsamenmehl mit dem Backpulver und stelle es zur Seite
4. Trenne Eigelb und Eiweiß.
5. Schlage in einer separaten Schüssel die Eiweiße steif.
6. Mische den Honig und das Öl in die Mehlmischen und hebe dann zügig das Eiweiß unter. Rühren nicht zu viel, damit das Ganze schön luftig bleibt.
7. Gib den Teig in kleinen Portionen auf das vorgeheizte Backblech (Vorsicht heiß!) und backe die Keks für ca. 10-15 Minuten im Ofen.

DEIN FEEDBACK IST MIR WICHTIG

Ich habe dieses Buch für alle die geschrieben, die Ihre Figurziele ohne Diätenwahn und JoJo Effekt erreichen wollen.

Es soll Dir die Möglichkeit geben, Dein Figurprojekt aus einem etwas anderen Blickwinkel zu betrachten und Deine Ziele motiviert und ohne Stress zu erreichen.

Daher würde ich mich sehr über Dein Feedback, Verbesserungsvorschläge oder Deine Lieblingsstellen im Buch freuen. Gerne kannst Du mir unter: support@powerrevolution.de mit der Betreffzeile: Feedback Stoffwechselbuch schreiben.

AMAZON BEWERTUNG

Bitte hinterlasse mir bei Amazon auch eine Bewertung für dieses eBook. Nur so kann ich noch mehr Menschen erreichen und Ihnen helfen Ihre Fitness- und Figurziele abseits von Diätenwahn und JoJo-Effekt zu erreichen.

Und vergiss nicht Dein Bonusvideo mit meinen TOP5 Fettkillerübungen anzufordern. Einfach hier eintragen und anschauen: **https://top5fettkiller.gr8.com/**

Ich wünsche Dir maximale Erfolge bei Deinem Figurprojekt.

Dein Jens

IMPRESSUM

Jens Kaßner
Schulstr. 29
07774 Dornburg-Camburg

www.powerxperts.de

.

HAFTUNGSAUSSCHLUSS

Dieses Buch enthält Meinungen, Tipps und Ideen des Autors. Es soll dem Leser bzw. der Leserin hilfreiches Wissen vermitteln. Die Tipps und Strategien passen möglicherweise nicht zu jedem Leser und ich gebe Dir keine Garantie, dass sie bei jedem funktionieren. Die Nutzung des Buches sowie die Umsetzung der enthaltenen Informationen erfolgt ausdrücklich auf eigenes Risiko. Alle Übungen und Trainingstipps sind nur Ideen zu einer möglichen Umsetzung. Sie sind jeweils an Deinen Gesundheits- und Leistungszustand anzupassen. Bevor Du eine neue sportliche Aktivität aufnimmst solltest Du mit Deinem Arzt darüber sprechen. Der Autor kann für etwaige Unfälle und Schäden jeder Art aus keinem Rechtsgrund eine Haftung übernehmen. Haftungsansprüche gegen den Autor für Schäden materieller oder ideeller Art, die durch die Nutzung oder Nichtnutzung der Informationen bzw. durch die Nutzung fehlerhafter und/oder unvollständiger Informationen verursacht wurden, sind grundsätzlich ausgeschlossen. Rechts- und Schadenersatzansprüche sind daher ausgeschlossen.Für die Inhalte von den in diesem Buch abgedruckten Internetseiten sind ausschließlich die Betreiber der jeweiligen Internetseiten verantwortlich. Die Autoren haben keinen Einfluss auf Gestaltung und Inhalte fremder Internetseiten und distanzieren sich daher von allen fremden Inhalten. Zum Zeitpunkt der Verwendung waren keinerlei illegale Inhalte auf den Webseiten vorhanden.

Alle Rechte vorbehalten. Das Buch darf (auch teilweise) nur mit schriftlicher Genehmigung des Autors wiedergegeben werden.

47274892R00038

Printed in Poland
by Amazon Fulfillment
Poland Sp. z o.o., Wrocław